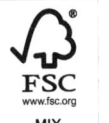

Herstellung und Verlag:
BoD – Books on Demand, Norderstedt
ISBN 978-3-7322-5405-7

Zorica Bamberger:

BIO SAM PIJANAC
- Sve o alkoholizmu i nacinu lecenja -

Ovu knjigu posvecujem onima koje najvise volim, a to so:
moj muz Jörg i nasa deca Cynthia, Sandy-Jane i Michael

"Daj Boze da sva ziva bica na celom svetu budu srecana i slobodna, i daj da i ja sa svim svojim mislima, recima i delima na najbolji moguci nacin doprinesem time."
Molitva iz Indije

UVOD

To je istina! Prva asocijacija i prva pomisao kada sretnemo jednog alkoholicara je:"Propalica", "Gubitnik", "Slabic", "...uh, sto smrdi na pice!", "Sta ces, bekrija!", itd. Sa pravom se pritom namece jedno pitanje: Kako, zapravo, tretirati jednog alkoholicara, da li sa podrugom i okretanjem glave na drugu stranu ("sta me se tice, to je njegov problem a ne moj") ili sa interesovanjem, mozda sa odvojenim vremenom za razgovor sa njim ili njom? Svaki alkoholicar ima jednu dugu zivotnu pricu iza sebe a moze se reci i interesantnu. Jedno je sasvim sigurno, ta prica je u vecini slucajeva veoma tuzna. Pitati ih kada je i kako sve pocelo, ima li nade i zelje da se jednom stavi tacka na takav nacin zivota i preduzme lecenje. Jer alkoholizam je bolest koja zahteva lecenje kao i visednevni a najcesce visenedeljni boravak u bolnici, kao i visemesecni ambulantni tretman. Alkoholicari su ljudi koji pripadaju svim starosnim dobima, zanimanjima, slojevima drustva. Mogu se sresti medju bogatima i medju siromasnima. Oba pola ih upraznjavaju, muskarci u odnosu na zene tu stoje sa znatnom prednoscu, ali zene kao da se trude da ih pristignu. Alkoholicari dolaze iz svih zemalja i religija sveta, pripadaju svim narodima. Ova bolest ne poznaje granice. Ova bolest moze da izazove i smrt, sto se neretko i desava. Smrt moze da nastane i kao posledica bolesti koje su izazvane preteranim konzumiranjem alkohola, kao sto su: ciroza jetre, srcana oboljenja, istovremeno ostecenje vise zivotnih organa, visok krvni pritisak, gojaznost, rak usne duplje, itd. Ova bolest utice na izolaciju iz drustva, promenu licnosti i ponasanja u odnosu na trezno, normalno stanze, preterane ljubomore, agrsivnosti i mnogo toga, pa se sa pravom alkoholicari kao i pripadnici njihovih porodica i prijatelji i poznanici boje da oni ne zavrse ili u zatvoru, psihijatriji ili na groblju. Kako god, nijihovo ponasanje, odnosno njihova bolest ih vodi na jedno od ova tri mesta...

Na sledecim stranama vas ocekuje ispovest jedne zene cija je jedina zelja da prestane da pije i da vodi "normalan" porodicni zivot sa svojim muzem i decom, da bude dobra majka i supruga na koju se njena porodica ponosi, a ne kao sto je sada to slucaj - nje stidi...

To je razgovor nje i njene psiholoske savetnice kojoj se poverila i zatrazila pomoc.

S je oznaka za savetnicu, a K za klijentkinju.

Savetnica radi po metodi Karla Rodzersa, americkog psihologa (Carl R. Rogers, 1902-1987), kojom se klijent prihvata takav kakav je sa svim vrlinama i manama, problem se posmatra sa gledista klijenta a ne sa licnog ili stava drustvene okoline.U tom smislu i resenje koje se trazi za izneti problem mora odgovarati samo predpostavkama samog klijenta i da izgleda kao skrojen za njega (nju).

Jos jedna bitna napomena: U dogovoru sa klijentkinjom i uz njenu dozvolu objavljena je njena prica. Cilj mi je bio, da na osnovu njene otvorene price, osoba koja zeli da preduzme lecenje od alkoholizma, vec unapred upozna sve korake koje ga cekaju na tom putu, da "vidi" sta ga ocekuje na jednom pocetnom razgovoru u savetovalistu. Verujem da ce mu to olaksati ovaj prvi korak ka ozdravljenju , koji je ujedno i najtezi.

ISPOVEST JEDNE ALKOHOLICARKE

S: Dobar dan, gospodjo P.!
K: Dobar dan, gospodjo M.!
S: Drago mi je da mogu da vas upoznam, gospodjo P.
K: Hvala, i meni je drago da mogu vas da upoznam.
S: Da li ste dosli kod mene svojom voljom ili vas je neko, takoreci, poslao, nagovorio?
K: Mogu reci i jedno i drugo. Posle duzeg razgovora sa mojom porodicom, oni su mi rekli da bi bilo najbolje da preduzmem lecenje, jer su se informisali o tome ali i ja sam uvidela da bi to bilo najbolje za mene, odnosno a sve nas.
S: Sta vas, zapravo, vodi kod mene? Sta vam lezi na srcu?
K: (uzdise) Ah, ja se cesto opijam, zapravo svakodnevno. Vidim, da me to ne vodi nicemu, bolje reci, u jos vecu propast nego sto sam sada.
S: Vi imate problema zbog vaseg preteranog konzumiranja alkohola i to vas opterecuje.

(Napomena: ovakvim odgovorom savetnica ne vrsi pritisak na klijenta i ne smatra ga nekom manje vrednom osobom ili osobom drugog reda).

K: Tacno, i to veoma. Poslednje sto mi se dogodilo je da su me moje kolege sa posla upozorile da "strasno mirisem" na alkohol. Pitali su me da li sam u stanju da i dalje savesno vrsim moje radne duznosti ili bi bilo bolje da idem kuci i kada budem potpuno trezna da se vratim na posao. Nekako sam se sabrala i ostala na poslu. Sta da radim, desavalo se zaista da vise puta napravim greske na svom radnom mestu, to priznajem.

S: Vas problem sa alkoholom vas opterecuje i na vasem radnom mestu.

K: Da, ali ne samo tu, i moja porodica je pogodjena. Zapravo, citav moj zivot nije vise isti (uzdise i kao da sakriva sulze). U porodici je, u stvari, sve i pocelo.. pre pet godina.

S: Vama je jako tesko da govorite o tome? Ja vam vidim suze u ocima.

K: I te kako! Kada na to sve mislim, ponovo se javlja ista bol i dusa ponovo place. Ali ispricacu vam sta mi se desilo. Moj muz je imao, naime, jednu avanturu ili bracni izlet, ne znam kako to da nazovem. Prevario me je sa drugom zenom, jednostavno receno. To me je strasno povredilo. Tu bol da zaboravim ili bar malo da ublazim, pocela sam da pijem. Jednu flasu sampanjca smo imali uvek u frizideru, za mala kucna slavlja ili iznenadne goste. Ispila sam celu flasu. Bilo je tako opustajuce.. to ne mogu ni da opisem recima. Bol je nesatala, tuga je nestala, ja sam cak sta vise bila vesela, smejala sam se, bila sam srecna. I uvek je tako bilo kada bih pila i uvek je tuga nasla svoj put do mene kada sam bila trezna. I tako redom. Evo vec pet godina. Sada, posle svega, sedim ovde kod vas i pitam se da li postoji ista sta moze moj zivot da spasi, ima li nade za novi pocetak ili je za sve vec odavno kasno? Ja Imam 38 godina i hocu najzad da pocnem da zivim! I ja imam puno pravo na to, ne samo neki drugi, mnogo srecniji ljudi od mene. Pre nekoliko dana bila sam na sahrani jednog naseg poznanika koji je umro od ciroze jetre. Gotovo ceo svoj zivot je proveo napijajuci se. Njegova smrt mi je bila znak da nesto moram da promenim u svom zivotu i to ne bilo kada vec odmah! Da, ono sto je upravo najteze, odmah zapoceti na svom lecenju.

S: Gospodjo P., pred vama stoje zaista jako puno mogucnosti kako da pobedite svoju ovisnost od pica:

Prvo se morate obratiti svom kucnom lekaru koji ce vam dalje dati uput za bolnicko lecenje. Nakon toga se preporucuje preduzimanje psihoterapije koja se moze odvijati i ambulantno. Ono sto vecina osoba koja zele da se izlece od neke bolesti ovisti radi, je prikljucenje jednoj samopomagajucoj grupi, gde se mogu sresti osobe slicne sudbine kao i vi. Oni se mogu sresti ili odmah u bolnici ili organizovani samostalno. U danasnje vreme preko interneta se mogu pronaci zu nekoliko minuta, ako ste zainteresovani mogu vam pri tome pomoci.

K: Hvala vam gospodjo M., koliko danas cu se obratiti mom lekaru.

S: Zelim vam svako dobro. gosodjo P.!

Gospodja P., je preduzela sve mogucnosti koje su joj u savetovalistu preporucene. Shvatila je da

od bolesti zvane alkoholizam nece nikada u potpunosti biti izlecena, ali vec nakon godinu dana nije vise pila. Posecuje redovno svog psihoterapeuta koji uvek ima vremena za nju i njene potrebe, ali ni sastanke njene samopomagajuce grupe ne propusta. Uvidela je da na njenom putu ne stoji sama. Tu je srela dosta osoba razlicitog pola, starosti, zanimanja, socijalnog statusa. Cak je tu bila prisutna i njena omiljena pevacica koju je rado slusala. Ponekad je i njen muz prati, kome je sve vec oprostila. On je shvatio da je velikim delom doprineo da ona pocne da pije. Sada zeli da joj pomogne da ponovo pronadje svoj mirni put zivota. U tome su gotovo i uspeli jer prestanak opijanja gospdje P., je doprinelo da sada zive harmonicno i srecnije.
..Tu srecu ne zele tek tako lako ponovo da izgube.
.. I kada se problemi i nesuglasice ponovo pojave, govore otvoreno o tome odmah i donesu jedno resenje koje odgovara svima.

II deo

KAKO SE UOPSTE POSTAJE PIJANAC

Pijanstvo nastaje polagano, gotovo se prikrada. Svako od nas na svom zivotnom putu naidje na period kada ne tece sve onako kako mi zelimo. Tada se najcesce nerviamo i ljutimo, neki zapadnu u krizu ili depresiju. Jedni imaju ljubavne more, nesrecno su zaljubljeni, ostavljeni, prevareni. Neki drugi imaju strahove, tugu, dosadu...Sve to boli i opterecuje dusu. Ta bol nije laka. Da bi se sei ovi problemi zaboravili ili bar ublazili, vecina pocinje da pije.

A mozda su za sve krivi nasi roditelji kao nasi uzori koji so pili. Moguce je da se i nas popularni idol (pevac, pevacica, glumac i sl.) cesto vidi sa flasom alkoholnog pica u ruci, pa kada on (ili ona) to sme da radi, ako i ja to radim onda sam i ja tako "cool". Ne samo na slikama uradjenih kradom od fo-toreportera vec neki cak vrlo popularni "estradni umetnici" se pojavljuju i na sceni sa flasom zestokog pica u ruci ili vec prilicno pijani. Cak i ja sama, iako sam oduvek bila protiv alkohola, a i sada se deo mog zanimanja sastoji u radu sa osobama ovisnim od razlicitih supstanci, kada sam videla jednog naseg veoma popularnog pevaca i kompozitora sa casom pica u ruci kako nazdravlja i pije cak i za vreme koncerta, pozelela sam da popijem koju casicu istog pica. Kako se osecaju i sta misle mladi ljudi koji ga zapravo i najvise slusaju, ne smem ni da pomislim i koji Alkohol u tom slucaju smatraju za nezaobilazni deo odrastanja.

Ili nam nas najbolji prijatelj ponudi casu zestokog pica, tek onako...Posle jedne ili dve "casice" osecamo se nekako opustenije, svi unutrasnji nemiri polagano se stisavaju i popustaju, osecamo se veselo, srecno. To dovodi dalje da sve cesce popijemo po jednu kada dodju kriticne situacije ili kada smo u drustvu da bismo i mi bili deo grupe. Polako pocinje psihicka zavisnost. Mi mislimo da bez alkohola ne mozemo da drzimo nase konflikte ili probleme pod kontrolom. Bojimo se da stari bolovi i strahovi duse ponovo ne izadju na povrsinu. Bojimo se da to necemo moci da izdrzimo i pre nego sto bilo sta eksperimentisemo i nepoznato istrazujemo, izabracemo onaj mnogo laksi, vec oprobani i brzi put: otvoriti flasu piva ili vina i time potopiti i isprati sve sto nas tisti. I tako redom... sve dok se jednog dana ne probudimo kao sasvim obolela osoba, koja stoji rame uz rame sa osobama obolelih od neke druge teske smrtne bolesti. Na taj nacin se od psihicke zavisnosti, polako ali sigurno prelazi u telesnu zavisnost. Telo se navikne na alkohol kao materiju i dozivljava ga kao deo sebe. Cim ove materije nema dovoljno u njemu, i to onoliko koliko to samo telo zahteva, ono se javlja sa alarmanitnim znacima kam sto su: drhtavica, unutrasnji nemir, preznojavanje, agresivnost i uopste jedan osecaj sveopste nemoci. Sa telesnom zavisnoscu od alkohola ne mozemo vise da pijemo onoliko koliko mi to zelimo, vec onoliko koliko to od nas nase telo zahteva a ne nasa slobodna volja.

Jedno od pitanja koje postavljam svojim klijentima koji imaju problem sa alkoholom, je: "Sta zelite, zapravo, da potopite, da isperete ili jednostavno izbrisete iz sog zivota?" Ovo pitanje je prilicno direktno. Odgovor je obicno dug a nista manje i potresan.

Da je jedna osoba zaista alkoholicar i telesno ovisna od alkohola, prepoznaje se po raznim simptomima tela i znacima ponasanja, kao na primer:
- kada posle jedne "casice" ne moze da se prestane sa picem,
- kada se ujutru oseca drhtanje tela koje prestaje tek kada se odredjena kolicina alkohola popije,
- kada posle pijanstva nastaju takozvane rupe u secanju,
- kada se kupuju zalihe alkoholnih pica i njih jos posakriva po tajnim mestima,
- kada se posle pijanstva oseca griza savesti..
- itd.

Kao nepovoljne uslove nastanka alkoholizma mogu se pomenuti: nezaposlenost, siromastvo, bezkucstvo, usamljenost, samacki zivot, stres, uzori koji piju (clanovi porodice, drugovi), posedovanje velike kolicine alkoholnih pica
(konobari, vlasnici barova, restorana, diskoteka i sl.), pripadanje odredjenom miljeu koji vazi kao ljubitelj "kapljice" (umetnici, novinari, i sl.),

pripadanje odredjenoj oblasti u kojoj je sasvim normalno da se pije (Srbija, Irska, Bavarska, itd).
I na zalost jos mnogo toga.

AKOHOLICAR NIJE ODMAH ALKOHOLICAR

E.M.Jellinek (lekar iz SAD-a) je jedan od prvih naucnih radnika i lekara koji su alkoholizam posmatrali kao bolest a ne kao neku vrstu lose navike, zabave, karakteristika loseg ili slabog karaktera i volje, itd., kako se sve vec alkoholizam ne naziva i smatra. U svojim istrazivanjima i radu sa alkoholicarima uvideo je da se oni razlicito ponasaju u svom nacinu konzumiranja, kao i nagona i razloga svog opijanja. U tom smislu, Jelinek razlikuje cetiri razlicita tipa alkoholicara:

1. Alfa-tip, koji pije iz brige, dakle psihickih razloga. Uvek kada naidju teske situacije, naizgled neresivi problemi, konflikti u porodici ili na poslu i tome slicno, on pije. Tako je sve

nekako lakse podnosljivo i izdrzljivo. On je psihicki ovisan od alkohola sto znaci da na svu srecu telesna zavisnost (jos uvek) nije nastupila ali je na dobrom putu da se i ostvari ukoliko se ne prestane sa ovakvim nacinom resavanja problema i skrivenih tajni i bolova duse.

"Ja sam u pubertetu bio veoma stidljiv i nesiguran",- otkriva nam jedan mladic, dvadeset pet godina star, -"Jednom se desilo da sam na eskurziji tako sedeci po strani u diskoteci, popio jednu flasu piva. Nakon toga kao da sam bio neko drugi, zapravo onako kako sam tajno zeleo a sto je nesto uvek kocilo. Pevao sam i igrao sa mojim skolskim drugovima, devojke su odjednom pokazale interesovanje za mene jer sam se salio i bio zabavan. Svi su primetili promenu i sva paznja je te veceri bila usmerena ka meni. Priznajem, uzivao sam! I uvek kada su moja nesigurnost i moja stidljivost pokazivali da su i dalje tu, popio bih nekoliko flasa piva i ponovo je bilo sve u najboljem redu. Sada sa samo dvadeset pet godina nakon sto me je moja devojka napustila, jer se cesto opijam i tada ne znam vise sta radim, desilo se i da je osamarim, preduzeo sam lecenje kao poslednju nadu koja ce spasiti moj zivot."

Ovo je, otprilike, klasican nacin kako se sa konzumiranjem alkohola pocinje, gotovo jos kao dete u pubertetu i cemu vodi.

2. Beta-tip, koji pije u drusvu. Svi njegovi najblizi drugovi piju i da bi izbegao izolaciju od njih ili da bi se osecao da i on pripada istoj grupi, beta-tip pocinje da pije. "Bolje je daprihvatim ponudjenu flasu piva, nego da stojim po strani i da samo gledam stak drugi rade. Jos mi samo nedostaje da me proglase za slabica. Ne, ne to nikako" - pravda se beta-tip i dodaje: "Ovako sa flasom piva u ruci delujem tako cool..!

Ova, samo na izgled, vesela druzina se raduje da je dobila jos jednog slicnog sa njima, a pojedinac se raduje jer je prihvacen kao rado vidjen gost kod svojih prijatelja. Njima ne preostaje nista drugo nego da glasno uzviknu jedno: "Ziveli!" Otreznjenje kor vecine mladih koji pocinju da piju se, na zalost, najcesce desava na odeljenju hitne pomoci nakon sto je nastupio alkoholni delir ili cak trovanje.

3. Gama-tip ili kvartalni tip, pije povremeno. On

moze jedno duze vreme da izdrzi bez alkohola a onda naidje period potpunog pijanstva. Gama-tip kao da je izmislio fenomen "prve casice", nakon koje ne moze da se zaustavi i kontrolise dalji konzum. Za njega se moze vezati jedna saljiva pesma Lepe Brene:
"Eno moga bekrije, napio se rakije..
Nije, nije tacno to sto pricas ti,
posao sam na jednu a popio tri.."
Upravo ova karakteristika da ne ume da kontrolise svoje pijancenje donelo mu je svrstavanje u alkoholicare iako moze da izdrzi dosta vremena bez alkohola.

4. Epsilon-tip je klasisicni pijanac ovisnik koji je vec duze vremena telesno ovisan od alkohola. Da bi izbegao pratece simptome prestanka uzimanja alkohola mora da pije onoliko koliko to od njega njegovo telo zahteva. Problem se pogorsava kada se razvije takozvani stepen tolerancije kada i pored popijene vece kolicine alkohola, pijanac deluje kao da je trezan pa cak moze i da obavlja svoje dnevne obaveze. On nema poznati nesigurni hod pijanca, cas na levu cas na desnu stranu, sto ih cak cini i duhovitim,

cak sta vise simpaticnim. Ponovo mi se vrti u glavi nasa poznata omiljena pesma posvecena pijanicama:
" Iz kafane pijan ja izlazim/ kroz ulice cudne ja prolazim/ levo desno nigde moga stana/ oj ulice i ti si pijana!"
Posto sve izgleda nekako saljivo i smesno ne postoji uvidjaj da terba da preduzme svoje lecenje, pa se cak i nastala telesna oboljenja ignorisu koje sasvim sigurno pre ili kasnije vode u smrt.
Dok se za prva dva tipa moze reci da su "samo" psihicki zavisni od alkohola, sto znaci da svoj konzum mogu jos uvek sami da kontrolisu, pod uslovom da to i hoce, i svakog trena prestanu sa svojim picem, to se na zalost ne moze reci za ostala dva tipa kod kojih je vec nastala i telesna zavisnost koja se i mnogo teze i duze leci. Pogotovo kod epsilon-tipa bi naglo prekidanje sa konzumiranjem alkohola moglo dovesti i do smrti, te je obavezno bolnicko lecenje uz stalnu prismotru lekara i osoblja. Psihicki ovisni mogu svoju terapiju i ambulantno da sprovedu, uz dodatnu psihotrapiju efekat i rezultati mogu se

samo jos ubrzati i pojacati, odnosno poboljsati.

I STA SAD?

Bilo kako bilo, patiti od bolesti zvane alkoholizam nije sramota. Los alkoholicar je samo onaj koji nista ne preduzima protiv svoje bolesti zavisnosti. Oni koji mogu pomoci jednom alkoholicaru se nalaze takoreci na dohvat ruke.: lekar opste prakse koji radi u najblizoj ambulantnoj stanici i koji je gotovo u komsiluku svakog od nas, moze svaku od ove bolesti obolelu osobu uputiti na dalje lecenje, gde ce dobiti adekvatnu pomoc. Ono sto je jako bitno je otvoreno govoriti o svom problemu bez stida koji u ovom slucaju moze samo skoditi. Priznati da nesto nije u redu sa mnom, ponajpre samom sebi a zatim i nekoj drugoj poverljivoj osobi, se ne odvija samo po sebi. Cak sta vise, to je ono sto je i najteze. Da to je tacno, ovaj prvi korak je najtezi ali, moguce, upravo zbog toga i najbitniji. Pogotovo su alkoholicari ti koji ne uvidjaju da treba da promene nesto u svojim navikama. Pice se i dalje dozivljava kao deo dobrog druzenja sa prijateljima ili ako je vec nastala telesna zavisnost, kao neizbezan dnevni ritual. Najcesce imaju podrsku i svojih ukucana koji ih u njihovom pijancenju podrzavaju, jer su misljenja da se ionako nista ne moze promeniti i da je to deo zivota. Na kraju krajeva, ima toliko poznanika i prijatelja koji isto rade, dakle pijanstvo je sasvim "prirodna pojava" koja se gotovo svima desava. Da je pijanstvo bolest i to smrtna bolest, po ucestalosti stoji odmah iza srcanih i kancerogenih oboljenja, verovatno ili se ignorise, ne uzima za ozbiljno ili se nesvesno potiskuje a vrlo verovatno mnogi nisu ni informisani da je dijagnoza "alkoholicar" veoma teska smrtna bolest.

STA OCEKUJE JEDNU OSOBU KOJA SE ODLUCILA DA SE OD ALKOHOLIZMA LECI

"Ja imam jedan san.."
        M.L. King

Nju ocekuje, pre svega, jedna velika nagrada. Tu

nagradu dodeljuje, zivot licno, kam tad. Ipak, pre nego sto stigne do svog cilja morace da preduzme dosta koraka i predje prilicno trnovit put. Ali upravo zbog toga, na kraju tog puta ceka je velika sreca.

Vratimo se na kratko ispovesti zene sa pocetka ove knjige.

Ona je zatrazila pomoc u savetovalistu, uvidela je da takav nacin zivota ne vodi nikuda, potisnula svoju stid, takoreci kapitulirala pred vecom silom koja drzi i rukovodi njenim zivotom i otvorila srce. Sigurno ste primetili da ju je savetnica sasvim srdacno primila bez ijedne reci pogrde, ona joj se obraca sa "gospodjo P.", znaci sa postovanjem. Ukoliko i vi potrazite pomoc i docekaju vas srdacno, sigurno ce vam to otvoriti sledeca vrata na putu ka vasem uspehu. Ukoliko naidjete na neprijatnu osobu ili osecate ovde nisam dobordosao (-la), potrazite pomoc na nekom drugom mestu, tamo gde se osecate dobrodoslo i gde vas tretiraju kao osobu vredne paznje. Bez obzira da li ste dosli u odelu sa kravatom, kao muskarac ili stilizovana od glave do pete kao zena ili ste se pojavili u starim iscepanim stvarima, gde god da se pojavite i iznesete vas problem, morate biti docekani kao najvazniji gost.

Potraziti profesionalnu pomoc za jedan problem koji me muci, znaci samo jedno: *ja hocu da promenim moj dosadasnji nacin zivota i to radim svesno. Hocu da tok mog zivota sam (-a) usmeravam, hocu da ga zivim i pritom budem srecan (-na). Ja ne cekam da moja sreca padne sa nebesa ili se oslanjam na druge da mi donesu moju srecu.*

BORAVAK U BOLNICI

Ne preduzimajte **nikada** odvikavanje od aklohola sami jer prateci simptomi koji se tada javljaju ukoliko se ne lece, mogu dovesti do smrti. Tu se pre svega misli na pratece simptome kao sto je delirium i u okviru njega epilepticni napadi, slabost cirkulacije krvi, depresije, i sl. Svaka, pa cak i laksa depresija ide u korak sa opasnoscu samoubistva a epilepticni napadi mogu dovesti do smrti. To se desava na samom pocetku odvikavanja od alkohola u kojoj je terapija usmerena na ciscenje organizma. Ovi najopasniji simptomi imaju svoje najjace dejstvo u prvih 24 sata, a tek nakon tri dana predjeno je "najteze". Za to vreme vam je neophodna intenzivna nega od strane lekara i osoblja. Ovo je prva faza terapije koja je usmerena ka telesnom odvikavanju od alkohola. Posto se telo brani na sve moguce nacine da svoje navike zadrzi i svoju vec odavno "usvojenu" i kao deo sebe prihvacenu supstancu, sto pre dobije. Ono to ostvaruje, kroz vec pomenuti, delir koji se kod alkoholicara oznacava kao *delirium tremens.*

Nakon ove prve faze u kojoj se organizam cisti od otrova alkohola, prelazi se na fazu odvikavanja od njegovog daljeg konzumiranja. Ova faza se odvija psihotrerapeutskim metodama i traje od nekoliko meseci do nekoliko godina.

Psihoterapija? Zar nije ona samo za "lude" rezervisana?

Ne morate da idete na psihoterapiju ali se ona svakako preporucuje pogotovo u prim danima nakon predjenog bolnickog lecenja. Uspeh jedne psihoterapije u prvom redu zavisi od vase spremnosti za saradnju sa terapeutom. Mozda ce vam saznanje o tome da se na jednoj takvoj terapiji sve i samo sve vrti oko vas, pomoci da predjete prepreku ili averziju prema takvoj vrsti lecenja.

Psihoterapija nije usmerena samo za najteze dusevne bolesti, kao sto je shizofrenija na primer ili neke druge oblike ludila vec i za sasvim psihicki zdrave osobe koje zele da istrazuju skrivene delove svoje duse ili analiziraju svoje ponasanje i zele promene u svom zivotu. Cak i problemi ili nedoumice koje nas prate u svakodnevici svakog od nas, mogu biti razlog za preduzimanje jedne psihoterapije ili zahtevanje profesionalne psihicke pomoci i podrske u savetovalistima, privatnim ili organizovanih od strane drzave, crkve, raznih pomocnih organizacija, itd., na primer: razvod, neposlusna deca u pubertetu, ponasanje prema tesko bolesnom clanu porodice, ponasanje i odnos sa clanom porodice koji je oboleo od alzhajmerove bolesti, zalost za izgubljenom dragom osobom, ljubavne more, bezvoljnost, neodlucnost, razni oblici prisilnih radnji (kontrolisanje da li je sve u kuci u redu, kontrolisanje partnera/partnerke, brojanje predmeta itd.) i jos mnogo toga. Zasto se ljudi ne odlucuju za jednu terapiju i pored toga sto su pozitivni rezultati sasvim neoborivo ocigledni, je pitanje na koje vecina psihologa trazi odgovor. Zigmund Frojd(Sigmund Freud) , otac psihoanalize, moze nam pruziti jedno objasnjenje. On je smatrao da nase ponasanje i nasu licnost mnogo vise pokrecu nesvesne radnje nego nasa svest. Tek kada "nesvesno" stoji u velikom raskoraku sa "svesnim" nastaju unutrasnji konflikti koji dalje vode do neuroza ili psihoza. Cilj terapije je nesvesno pretvoriti u svesno i tako sagledati uzrocno posledicnu vezu izmedju njih odnosno shvatiti zasto smo takvi kakvi smo ili zasto patimo od razlicitih vidova neuroza ili jos gore psihoza. Ta spoznaja, dakle, omogucava pacijentu da lakse razume sebe i svoje postupke a samim tim i promenu ponasanja i licnosti. Ovog puta on je taj koji kreira svoju licnost, svoj karakter i rukovodi svojim postupcima a ne skriveni ili potisnuti nesvesni procesi. On sam bira put kojim ce ici.

Frojd je ustanovio da tokom terapije pacijent nailazi na proces otpora kao njen sastavni deo, koji bukvalno koci izlazak nesvesnog u svesno. Razlozi su mnogobrojni, uglavnom zajednicko je to da upravo ovo nesvesno moze jako da boli i time jos vise opterecuje dusu. Ne retko pacijenti koji su vec zapoceli terapiju u ovoj fazi je i prekinu. Da je pacijent usao u fazu procesa otpora prepoznaje se i po tome sto uglavnom ili cuti ili govori o nekoj sasvim nebitnoj temi. Sa pravom se namece jedno sasvim logicno pitanje: da li proces otpora kod nekih osoba pocinje jos pre nego sto je i otpoceta terapija? Moguce da im nesto govori: "Znas sta, drugar? Ta tema je vruce gvozdje za tebe, okani se svega pre nego sto se jos vise opeces."

Pa ipak, jednom sagledati i jos jednom doziveti stare "bolove" duse dovodi upravo do ozdravljenja. "Katakarza"- nazvao ju je Frojd. Ciscenje duse.

Nasa gospodja P., sa pocetka knjige je isto tako imala jedan sasvim drugi problem pre nego sto je otpocela da pije. Nju je muz prevario i to ju je jako zabolelo, kako i sama navodi. Da se odmah obratila za pomoc kod psihoterapeuta, otvorila dusu i iznela sta je sve boli i sta trenutno oseca, gotovo sam ubedjena da ne bi do toga doslo da pocne da pije i da se posle "samo" pet godina intenzivnog opijanja naziva alkoholicarkom. Opijanje joj je donelo mnogo vise problema nego sto je to prevara njenog muza. Njeno zdravlje je naruseno, na poslu i u drustvu su se od nje ogradili, u porodici vlada rasulo.

U vecini psihoterapija, pravi uzrok svih sadasnjih problema se tek otkriva i pocinje da radi na resavanju tog problema kao uzrocnika svih ostalih.

Budite iskreni prema sebi. Vratite se u dane kada ste poceli sa picem. Zivite to vreme u sebi i pitajte se:"Sta me je zaparavo navelo da pijem?", i sto je jos bitnije, pitajte se da li je to zaista bilo vredno svih vasih opijanja i stanja u kojem ste sada?

"Hinter jeder Sucht steckt eine Sehnsucht"- kaze jedna nemacka poslovica. Ova lepa igra reci na nasem jeziku znaci otprilike: Iza svake ovisti se krije neka ceznja. Razmisljajte o svojim ceznjama...

Ukoliko i vi mislite: "Ne, necu o tome da razmisljam i za mene je to vruce gvozdje." I u tom slucaju govorite sa svojim lekarem ili psihoterapeutom koja bi vrsta terapije za vas bila najpogodnija, jer postoji veoma veliki broj razlicitih terapija u kojoj se ne posmatra ili analizira proslost i kako je uopste doslo do ovog stanja u kojem smo, vec se jednostavno i iskljucivo radi na sadasnjosti i otklanjanju postavljenog problema odnosno dijagnoze.

Kognitivna ili terapija ponasanja pruza idealne uslove za takve pacijente, gde je Therapeut jedna vrsta trenera koji pomaze pogodjenoj osobi da adekvatno resi svoj problem.

Jedan psihoterapeut vas nikada nece grditi ili omalovazavati kada budete ispoljili ono sto vas muci.

"Sta, ti imas problema sa alkoholom? Ma nije

valjda? Pa ko te terao da pijes!?"- necete nikada cuti od njega/nje, kao sto bi to rekao neko iz familije ili iz kruga prijatelja ili poznanika ako biste se nekome od njih poverili.

"Zena, pa pije. Zar te nije sramota, zeno Bozija? Prevario, pa sta, nisi jedina."- kao da cujem majku gospodje P., govoreci sa njom.

On ili ona ce vas potpuno saslusati, cak iako se ne slaze sa svim onim sto iznosite nece vas "otpisati", gledati sa omalovazavanjem ili donositi neki sud o vama. On ili ona ce vam samo pomoci da pronadjete sami jedan svoj zivotni put kojim cete dalje ici, zadovoljni ici, u zivotu. Taj put znate samo vi. Pravo da idete samo svojim putem ne moze vam niko oduzeti. Pravo na srecu vam niko ne moze oduzeti.

Ja ponovo cujem vasa glasna razmisljanja:"Necu da idem na psihoterapiju. Jos mi samo nedostaje da me proglase ludim posto su me ionako otpisali kao pijanicu." Ukoliko se bojite negativne reakcije vase okoline, onda jednostavno precutite da ste je preduzeli. To je deo vas i vase intime. Time necete nikoga slagati, vec svoju tajnu zadrzati samo za sebe.

Na to imate potpuno pravo koliko i za srecu.

"Ah, ti psihoterapeuti, izgledaju nekako fino i ugladjeno, prosveceno, moguce vode jedan uredan zivot. Sta ce da misle o meni kada se kod njih pojavim?" - vi ne popustate u vasem ubedjivanju zasto je lose preduzeti jednu psihoterapiju.

Jedino o cemu ce psihoterapeut misliti kada se kod njega/ nje pojavite je kako adekvatno resiti vasu situaciju i koje sve korake treba preduzeti u terapiranju (lecenju) vase dijagnoze da na kraju izadjete iz njegove ordinacije sa osmehom na licu i potpuno izleceni.

Osim toga otkricu vam nesto, mi koji imamo posla sa psihologijom, imamo sasvim iste probleme, mane i vrline kao i svi drugi. Razlikujemo se od ostalih jedino po tome sto za nase nedostatke znamo i njihov tacan - naziv.

ANONIMNI ALKOHOLICARI? - *Da li zaista moram tamo da idem, sta se tu zapravo radi?*

Veoma vazna stavka u procesu odvikavanja od

alkohola je i posecivanje udruzenja Anonimnih alkoholicara kojih u svetu ima u gotovo svakom vecem mestu. To je takozvana grupa ljudi koji sami sebi pomazu kod resavanja nekog zajednickog problema i njihov rad zapravo nije baziran na stranoj pomoci koja ce vas ohrabrivati ili pomoci da se izlecite, vec se radi o tome da se svaki clan u grupi razvija i na taj nacin pomogne drugima da i oni to isto postignu, a prvi korak je svoje uslove zivota i probleme konstatovati, i njih pravim imenom nazvati. Kada jednom jedan clan grupe pronadje mogucnost da drzi pod kontrolom svoj problem, postoji velika verovatnoca da se ova promena u njegovom zivotu primeni i u svakodnevici. A njegov primer moze posluziti kao uzor i podstreka da se na svom putu izlecenja izdrzi i za druge prisutne.

Samopomagajuce grupe se razlikuju od grupne terapije, mada na prvi pogled imaju slicnosti. U grupnoj terapiji je prisutan psihoterapeut koji posredno ili neposredno utice na tok razgovora, analizira ili povremeno komentarise ispoljene izjave clanova grupe.

Anonimni alkoholicari kao samopomagajuca

grupa nisu profitabilna organizacija, oni vam nece uzimati novac, a jedini preduslov da im se pridruzite je vasa zelja da sa pijanstvom prestanete ili ste vec odavno abstinent ali zelite da svoje iskustvo prenesete drugima. Stanarina za prostoriju gde se clanovi okupljaju mora se ipak platiti, sto se postize izdobrovoljnih priloga.
Nastanak ove grupe je fascinantan:
Dva alkoholicara (Bil i Bob) su ustanovili da kada otvoreno govore o svom problemu, njega nazivaju pravim imenom i ispolje zelju da jednom za svagda prestanu sa opijanjem, polazi im lakse od ruke da svoje opijanje drze pod kontrolom. Sacinili su dvanaest koraka kojih su se pridrzavali u svojoj borbi protiv alkoholizma i zaista jednog dana su ponosno konstatovali da vise ne piju. Sva svoja iskustva su sastavili u jednoj knjizi koju su nazvali
Anonimni alkoholicari (prvo pojavljivanje 1948. godine, kod nas Plava knjiga) jer im je zelja bila da na taj nacin pomognu i ostalim osobama koje zele da pobede svoju bolest.
Na pocetku (sredinom tridesetih godina proslog veka) brojala je samo dva clana (dakle, Bila i

Boba) a danas ima oko 2 000 000 grupa rastrojenih po citavom svetu, u gotovo svakom vecem mestu. Oni se okupljaju otprilike jednom nedeljno i govore javno i otvoreno, bez stida o svom problemu. Prisutne su osobe iz svih socijalnih slojeva, pola i starosti, kao i osobe koje se nalaze u razlicitom stadijumu odvikavanja od alkohola: oni koji zele da prestanu sa opijanjem, oni koji su tek zapoceli terapiju, oni koji je privode kraju, oni koji su prosli terapiju ali su se posle jednog vremena apstinencije ponovo vratili starom "dobrom zlu", oni koji vec vise godina ne konzumiraju alkohol, itd., lista nije konacna. Svi oni govore o svom odnosu prema alkoholu i svi zele da jednog dana ponosno kazu:"Da, ja vise ne pijem!!"

Anonimni alkoholicari su prvi osnovali sigurnu kucu, u karakteru kakav ima danas, u Kaliforniji 50-ih godina proslog veka. Ona je bila osnovana za zene i decu agresivnih alkoholicara, koji su tu mogli naci skloniste. Da, na zalost, agresivno ponasanje pokazuje veliki broj alkoholicara i to ponajpre prima daleko slabijim od sebe, ponajpre svojoj zeni i svojoj deci. Patnju i tugu koju time sire dozivljavaju, dakle, njihovi najblizi; upravo oni kojima kao otac porodice treba da pruzi zastitu; upravo oni koji ne mogu da se brane. Ili kao majka, upravo ta osoba koja je zaduzena da u porodici vlada ljubav i harmonija.

Jedan veseli i za drustvo zabavni pijanac, kakvog znamo iz glume Jove Radovanovica ili iz viceva, se zapravo veoma retko srece ili pak deluje da je tako dok sedi za kafanskim stolom sa svojim drustvom. Iza zatvorenih vrata porodicne kuce se, medjutim, desavaju cesto dramaticne scene. Ako ni zbog kojeg drugog razloga, sopstvenog psihickog i telesnog zdravlja, na primer, ono upravo zbog svog agresivnog ponasanja jedan alkoholicar treba da preduzme svoje lecenje. Deca su ta koja u ovakvim situacijama ponajpre i najteze trpe. Da zlo bude vece, nije isljuceno da kada porastu, idu istim stopama kao i svoj roditelj, ima vece sanse da oboli od neke psihicke bolesti licnosti ili da naginje ka bolestima depresije, od ostalih vrsnjaka koji zive u harmonicnim porodicnim uslovima.

12 Koraka Anonimnih alokoholicara

1. Priznali smo da smo nemocni pred alkoholom i da vise ne mozemo da upravljamo svojim zivotima.
2. Poceli smo da verujemo da zdravom razumu moze da nas vrati Sila veca od nas samih.
3. Odlucili smo da svoju volju i zivot prepustimo na brigu Bogu, onako kako ga mi razumemo.
4. Sacinili smo sveobuhvatni i beskompromisni inventar samih sebe.
5. Priznali smo Bogu, sebi i drugom ljudskom bicu pravu prirodu svojih gresaka.
6. Potpuno smo bili spremni da dozvolimo Bogu da ukloni sve te nedostatke naseg karaktera.
7. Ponizno smo Ga zamolili da ukloni nase mane.
8. Sastavili smo listu svih ljudi koje smo povredili i pokazali spremnost da svoje greske prema svima ispravimo.
9. U direktnim kontaktima sa tim ljudima ispravili smo greske kad god je to bilo moguce, osim u situacijama u kojima bi to povredilo nih ili neke druge osobe.

10. Nastavili smo da sastavljamo svoj licni inventar a kada bi pogreslil spremno smo to odmah priznavali.

11. Kroz molitvu i meditaciju poboljsavali smo nas svesni kontakt sa Bogom onako kako ga mi shvatamo, moleci se samo za spoznaju o Njegovoj volji za nas i da nam da snagu da to sprovedemo.

12. posle duhovnog budjenja koje smo postigli kao rezultat preduzimanja ovih koraka, pokusali smo da prenesemo ovu poruku alkoholicarima i da te principe primenjujemo u svim oblastima svog zivota.

STA HOCE DA NAM KAZU "12 KORAKA"?

"Tvoja prva obaveza je da sebe ucinis srecnim. Ako si ti srecan, usrecices i druge".
Ludwig Feuerbach - (Ludvig Fojerbah, nemacki filozof, 1804-1872)

Program "12 koraka" je nastao doduse od dva coveka koji su bili alkoholicari i prvobitno je namenjen svima onima koji zele da se izlece od ove bolesti, ali njega primenjuju svi drugi koji zele da svoj zivot promene, da na stari nacin zivota stave tacku i pocnu sve jos jednom iz pocetka: neizlecivo bolesni, narkomani, i svi drugi koji pate od nekog vida bolesti zavisti, lista je jako duga da bi se svi pomenuli.

Prva tri "koraka" predstavljaju obracun sa prosloscu. Konstatuje se i javno priznaje stak sam do sada radio i sta zelim da promenim. Znam da sam nemocan i da ovu azdaju zvanu opijanje ne mogu sam da pobedim, zato trazim pomoc od jedne vise sile koja ce mi pomoci u ovoj neravnopravnoj borbi. Tu visu silu nazvao sam Bog, ali to nije Bog koji pripada nekoj odredjenoj religiji vec pripada samo meni kao jedino bice koje mi moze pomoci u ovoj situaciji. Nije tesko pogoditi da za vernike to nece predstavljati problem, ali za one koji ne zive po pravilima jedne religije ili agnostike koji kazu da se ne moze sa sigurnoscu reci da Bog postoji ali ni da ne postoji, bice nesto teze da se identifikuju sa ovim nacelima.

Bog je ovde shvacen kao bice koje me u mojoj

borbi prati i daje osecaj da nisam sam, pomaze i daje snagu da izdrzim na mom preduzetom putu. Na ovom mestu ne mogu a da ne spomenem jednu lepu pesmu "*Tragovi u pesku*" :

Dragi Gospode, zasto si me ostavio onda kada sam te najvise trebao?
Rekao si da ces me uvek pratiti,
i zaista, kada bih se na svom zivotnom putu iza sebe okrenuo,
video sam i tvoje tragove pored mojih.
Ali svaki put, u mojim najtezim situacijama zivota, onda kada sam te
najvise trebao, kada sam se okrenuo, video sam samo jedne targove.
Zasto si me tada ostavio?
"Drago dete", rece mi Bog, "Ja te volim i uvek sam te voleo,
i nikada te necu ostaviti.
Tamo gde samo jedan trag vidis, to sam te ja nosio..."

Meni licno ova pesma predstavlja sustinu zasto verujem, jer mi daje osecaj da sam voljena i da neko na mene uvek sa ljubavlju pazi, cak i onda kada me ljudi duboko povrede.

Idemo dalje, sledeci koraci koje preduzimaju Anonimni alkoholicari je obracun sa sadasnoscu gde se radi na tome da se "greske koje sam do sada cinio ispravo a ono sto je bilo ostavljam da stoji tamo gde i pripada, naime proslosti. Ovog puta moj pogled je usmeren ka buducnosti i jednom novom Ja koje ce biti srecnije i zadovoljnije nego sto je to do sada bilo. Greske koje sada napravim, odmah cu ispraviti, ukoliko sam nekoga uvredio odmah zatraziti oprostaj."

Poslednji dvanaesti korak daje sustinu postojanja samopomagajuce grupe a to je da "moje pozitivne promene, iskustva i ono sto sam ostvario zelim i sa drugima da podelim. To me cini srecnim, cak sta vise".

FENOMEN POVRATKA PIJANSTVU I PORED PREDJENE TERAPIJE

Velikoj vecini onih koji se lece od alkoholzma, nakon predjene mukotrpne terapije se desava da ponovo dozive da se napiju kao sto su to i ranije radili. Sledeceg dana ich ceka glavobolja, bolovi u stomaku, nesecanje svega sta su radili za vreme pijanstva- i velika doza grize savesti. Zar je sve baceno u vodu za samo jedno vece?

Ne, nije. Povratak na stare navike posle predjene terapije je gotovo normalni dogadjaj zu nekog ko je bio ovisan, pre ili kasnije. Ali ne uplasite se kada se to vama licno dogodi ili ste to vec prosli. Ono sto je bitno i u ovoj situaciji je ponovo priznati da se nesto lose uradilo i raditi na tome da se to vise ne ponovi. Zapravo, samo dalje nastaviti svoju borbu protiv svoje bolesti, ne pokleknuti pred prvim preprekama koje vrebaju na vasem putu ka ozdravljenju.

Naravno, ostaje jedan gorak osecaj krivice. Imao sam jedan samo moj cilj za koji sam se tako mukotrpno borio i onda kada sam stajao gotovo pred njegovim ostvarenjem za samo jednu noc sam posrnuo i pao. A tako je malo stajalo do moje konacne pobede. Sada sam ponovo sam, nemocan, pobedjen i na pod oboren od ove velike azdaje sto se alkohol zove.

U ovakvim momentima je sasvim normalno da

se pati. I to je cak dobro. Zapravo, jako dobro. Sve ove emocije koje bole i koje razaraju dusu, koje se oznacavaju kao patnja, su sasvim normalni pratioci u takvoj situaciji. Nazivajte svaku od ovih emocija dobrodoslim i izivite je do kraja jer samo na ovaj nacin ce jednom i potpuno nestati.

Mnogo gore je njih precutati, sakriti ih negde u neku skrivenu fioku duse, cak iako je uredno spakovana i sklonjena sa vida, ona je ipak tu. Ona- ta emocija koja nam ne da mira i zbog koje se osecamo nesrecnim. Jednom do kraja svesno prihvacena i izivljena, nestace zauvek. I mi time ulazimo potpuno novi i cisti u nov zivotni odeljak.

Za Kraj

Pisanje ove knjige je zu mene bila velika cast i zadovoljstvo.
Ukoliko jednoj jedinoj osobi pomognem na ovaj nacin da pobedi svoj alkoholizam, sav rad ce se isplatiti.

Molitva zu kraj

"Daj Boze da sva ziva bica na celom svetu budu srecana i slobodna, i daj da i ja sa svim svojim mislima, recima i delima na najbolji moguci nacin doprinesem time."

Jedno je sasvim sigurno: sve ono sto ucinimo lose prima drugima, vraca se i nama, mozda ne kao osveta povredjene osobe, vec kroz neki nevidljivi zakon i nama se desavaju zle i lose stvari. Ali i sve ono sto ucinimo dobro prema drugima i koliko ljubavi dajemo drugima, vraca se nama umnozeno nebrojeno puta. Na ovaj ili onaj nacin...Ipak, kao prvo moramo biti dobri prema samom sebi .

Zahvaljujem:

Veliko hvala dugujem:
Svojo maloj deci cije odrastanje mi predstavlja veliku srecu. Kao i Bogu da sam i dalje uz njih..
Mom muzu, koji i pored nesuglasica koje donosi svakodnevica, je najbolji muz na svetu;
Mom lekarskom timu koji se brinuo o mom zdravlju:
Dr. Arnold internista iz Erlangena, koji je prvi otkrio tumor u mojoj stitnoj zlezdi na vreme i tako obezbedio pravovremeno dalje lecenje i intervencije i na taj nacin spasao moj zivot, Waldkrankenhaus, gde je sprovedena operacija kao i Nuklearklinik u Erlangenu gde je sprovedena radiojod terapija. Svima njima zahvaljujemm da se danas dobro i kao nova osecam.

Bog vas sve blagoslovio i bio zu vas!

Rec o autorki

Zorica Bamberger, generacija 1969, potice iz okoline Beograda. Studije psihologije je zavrsila u nemackom gradu Wupertalu. Nakon operacije stitne zlezde povukla se iz aktivnog radnog zivota ali se zato svim srcem posvetila svojoj porodici. U medjuvremenu joj je postalo jasno da najvrednije sto imamo su nasi zivoti.

U izdanju BoD GmbH, izasle su joj jos dve knjige ove autorke:
"Good bye, Mallorca !"(na nemackom)
I "Ne diraj zvezdu dok spava".

U pripremi je knjiga o agresiji u porodici, odvikavanju od pusenja i drugi deo Good bye Mallorca.

Preporucujemo:
Zorica Bamberger:
Ne diraj zvezdu dok spava
Books on Demand
ISBN 978-3-8482-6414-8, Paperback, 104 Seiten

"Dajte vina, hocu loooom.."

Ja, kako to mi samo lepo kazemo, obozavam nasu narodnu muziku. Iako su cak i sami pevaci narodne muzike objasnjavali, nama obozavateljima neupucenim u ovu tematiku, da ova rec "obozavati" nekako ide direktno sa smrtnim grehom, jer obozavati se sme samo Bog od cijeg korena ova rec i potice. Moje misljenje je ipak, da se nas Bog raduje da postoji jos neko osim njega ko je vredan obozavanja, na kraju krajeva, on nas je i napravio po njegovom ugledu.
Dakle, znaci samo jedno, mi smemo i mozemo

da obozavamo koga god hocemo, ako mislimo i osecamo da je vredan toga. A nigde, cak ni u Holivudu, ne postoji toliko osoba koje obozavamo
kao medju narodnjacima. Priznali mi to ili ne..
Obicno su se ljudi koji zive u gradovima podsmevali onima koji zive na selu i koji su po pravilu glavna narodnjacka publika, ali ipak najveci koncerti se odrzavaju upravo u najvecim nasim sadasnjim i bivsim gradovima. Bilo kako bilo, i oni u gradovima a pogotovo oni na selima, znaju sve o narodnjacima, ne samo ono sto pevaju i sto je vezano prakticno za poslovnu stranu, vec i sve drugo iz privatnog zivota. Ko je koga ozenio, kada se ko razveo, ko je koga prevario i sa kim, itd., lista je zaista duga da bi se sve navelo.
Da, tako je. Priznali mi to ili ne..
Oni pripadaju nasim zivotima vise nego sto mi sami to priznajemo, ili cak primecujemo.
Ko narodnu muziku slusa, on voli zapravo njih sve, pa tako i ja. OK, nekoga volim i slusam vise, nekoga manje, ali svako od njih ima bar jednu pesmu koja me cak u srce pogadja!

Dok Amerikanci obavezno imaju i samo svoh licnog psihologa ili psihoterapeuta, sa kojim se slatko ispricaju, izjadaju i iznesu sve sto im lezi na srcu i dusi, mi imamo nase narodnjake. Ja sama priznajem da u nasoj zemlji ne bih imala od koga hleb da zaradjujem, dovoljno je da upalim radio i vec posle prvih pola sata, obradjena je gotovo svaka tema i najskrivenija tajna duse i srca. Pa, kome onda treba psihoterapeut, da se sa njim isprica i analizira sta se u dusi desava. Otprilike ovako:

Zaljubljenost: Volim te ludo znaj, samo me pogledaj...

Prosidba: Hajde, hajde, milovanje moje, da se jutrom budimo u dvoje..

Nevernost: Nevera moja, bio si ti, zabluda moje mladosti..

Iskrenost: A ti se, blago meni, lepo vrati zeni..

Tuga posle raskida: Kako bi nam lepo bilo, da smo skupa kao prije..

Stanje depresije: Tugo, tugo, zasto trajes tako dugo..

Stanje manije: Zapalio bih celo selo..

Middlivecrisis: Dosadili mi smo jedno drugom,

al`se zivi..
Nostalgija: Oj, Moravo...
Rodoljublje: Kuce male..
Flert sa strancem. A Kleo se kleo...
Zabranjena ljubav: Bez Milane, moja ruzo..
itd, itd...
Sve su to teme koje, ja i moje kolege susrecemo svakodnevno u pricama nasih klijenata.

Domaci zadatak za tebe, broj 1:

Napravi listu tvojih omiljenih pesama, koje su direktno vezane za tvoju osobu, kao i dogadjaje iz tvog zivota. Napisi onoliko pesama koliko smatras da obuhvataju sve ono sto mislis i osecas.

(odlomak)

Big Five

Es ist passiert, womit niemand gerechnet hätte. Eine Gigantenfirma ist pleite gegangen. Nichts hat geholfen, kein Politiker und auch kein neuer Investor konnte sie retten. Viele sind dadurch arbeitslos geworden. Einer von ihnen, ein gewisser Herr Müller, kam eines Tages in meine Praxis und suchte Hilfe in Sachen Lebensberatung und wie es nun mit ihm weiter gehen solle. Er erzählte: "Ich habe alles versucht um eine neue Arbeitsstelle zu finden, vergeblich. Aber ohne arbeiten zu gehen fühle ich mich jeden Tag schlechter und schlechter. Ich habe schon mal davon gehört, dass man irgendwelche speziellen Eigenschaften besitzen muss, um eine gute Arbeitsstelle zu bekommen und diese dann auch zu behalten. Können Sie mir in dieser Sache hilfreich zu Seite stehen? Welche Eigenschaften sind das genau, die die Arbeitgeber bei Arbeitsuchenden bevorzugen?"

"Ja, das stimmt Herr Müller. Sie haben bestimmt von den sogenannten Big Five gehört, also den Großen Fünf. Damit sind aber viele Eigenschaften gemeint, sortiert in fünf Gruppen. Als Erstes ist das Extraversion, von Ihnen wird erwartet dass Sie gesprächig sind, energiegeladen und bestimmt. Als Zweites ist Verlässlichkeit gefragt, Sie müssen verlässlich, mitfühlend und freundlich sein. Als Drittes ist da die Gewissenhaftigkeit und da wird von Ihnen erwartet dass Sie gut vorbereitet, organisiert, vorsichtig und verantwortungsbewusst agieren . Die vierte Gruppe ist die sogenannte Emotioenale Stabilität,
den Arbeitgeber bevorzugen stabile, ruhige und überaus zufriedene Person. Letznendlich, bei Punkt fünf it die Offenheit für die Erfahrungen gefragt, wo Ihre Kreativität und Inteligenz bewertet wird."
Herr Müller hörte meinen Ausfuhrungen gut zu, zuckte ein paar mal mit den Augen und sagte sichtbar enttäuscht: "Wissen Sie, Frau Bamberger, Sie haben nicht

alle! Oh, pardon, ich, ich .. ich habe nicht alle, ich meine nicht alle von diesen Eigenschaften die Sie gerade erwehnt haben."
"Halb so schlimm, Herr Müller",- sagte ich gar nicht verunsichert,-"Die Großen Fünf dienen ja nur als grobes Raster."
"Ach, ja. Da habe ich aber großen Glück gehabt, was?"- sagte Herr Müller und fuhr fort: "Ich bin ja nur so ein ganz normaler Mensch der arbeiten will, mehr nicht, und kein Supermann oder Terminator oder wie so ein Superheld genannt wird? Spontan und ruhig, gelassen und freundlich, kreativ, inteligent, gut organisiert.. und das ist nur der Anfang! Oh Gott, oh Gott, oh Gott!"
"Tja, Geduld ist wohl nicht Ihre Stärke, Herr Müller", wollte ich noch sagen, aber wo er recht hat hat er recht und so sagte ich vorsichtshalber nichts.
"Es gibt aber auch sogenannten Unteren Pol von allen diesen guten Eigenschaften, also das Gegenteil von den Großen Fünf, wollen Sie was davon hören, Herr Müller?"- ich dachte, auf diese Weise werde ich ihn vielleicht am

besten beruhigen.
"Ja, warum nicht, schiessen Sie los!"
"Also, das sieht dann so aus:
Erstens: Extraversion: ruhig, reserviert, schüchtern.
Zweitens: Verlässlichkeit: kalt, streitsüchtig, unbarmherzig.
Drittens: Gewissenhaftigkeit: sorglos, verantwortungslos, launenhaft.
Viertens: Emotionale Stabilität: besorgt, labil, launenhaft.
Fünftens: Offenheit für Erfahrungen: einfach, oberflächlich,unintelligent."
"Ach, so schlimm ist es nicht bei mir."- ja stimmt er war schon in besserer Laune. -"Ein bischen besorgt und ungeduldig bin ich momentan, das wäre ja jeder in meiner Situation, ansonsten würde ich sagen, ich habe dann ganz gute Chansen auf dem Arbeitsmarkt."
"Das würde ich auch sagen. Na dann, viell Glück, HerrMüller!"
"Danke. Das Glück werde ich wohl am meisten gebrauchen. Wenigstens wegen diesen

Big Five bin schon mal beruhigt. Wer ist denn schon perfekt?"
"Da haben Sie mal wieder recht, Herr Müller!"
Und er ging. Ins Leben. Zufrieden mit all seinen guten und schlechten Eigenschaften.

* Der richtige Name des Klienten wurde aus Grunden der Schweigepflicht abgeändert. Quelle: Studienbrief nr. 5, Psychologische/er Berater/in, Camilla von Loesch, Impulse e.V. Wuppertal
(odlomak)

iz knjige:

Zorica Bamberger:
Good bye, Mallorca!
-das Buch von Mallorca, Deutschland, Auswanderern und Rückkehrern

Books on Demand
ISBN 978-3-8482-6414-8, Paperback, 104 Seite